Anweisung

zur

Bekämpfung ansteckender Krankheiten im Eisenbahnverkehre.

Ausgabe 1910.

(Der Inhalt der im Sommer 1907 ausgegebenen Deckblätter ist in den Text eingearbeitet.)

Springer-Verlag
Berlin Heidelberg GmbH 1910

ISBN 978-3-662-24543-9   ISBN 978-3-662-26689-2 (eBook)
DOI 10.1007/978-3-662-26689-2

Inhaltsverzeichnis.

Vorbemerkung.

Bestimmungen über die Bekämpfung ansteckender Krankheiten im Eisenbahnverkehr sind im § 11 (3) bis (5) der Eisenbahn-Verkehrsordnung und in dem Reichsgesetze, betreffend die Bekämpfung gemeingefährlicher Krankheiten, vom 30. Juni 1900 (RGBl. S. 306) (Seuchengesetz) sowie den Ausführungsbestimmungen und Anweisungen zu dem Gesetze enthalten.

Es handelt sich in diesen Bestimmungen um folgende zwölf Krankheiten: Pest, Aussatz, Cholera, Fleckfieber, Gelbfieber, Pocken, Typhus, Diphtherie, Scharlach, Ruhr, Masern und Keuchhusten.

Für die letzten sechs Krankheiten kommen nur die im Abschnitt I dieser Anweisung enthaltenen allgemeinen Bestimmungen in Betracht, während für die ersten sechs, die gemeingefährlichen Krankheiten (Seuchen), außerdem die Abschnitte II bis IV, die eine Zusammenstellung der betreffenden Vorschriften des Seuchengesetzes und seiner Ausführungsbestimmungen enthalten, maßgebend sind.

I. Allgemeine Bestimmungen.

§ 1.

Wortlaut des § 11 (3) bis (5) der Eisenbahn-Verkehrsordnung.

§ 11 (3) bis (5) der Eisenbahn = Verkehrsordnung lautet:

(3) Pestkranke dürfen nicht befördert werden. An Aussatz (Lepra), Cholera (asiatischer), Fleckfieber (Fleck= typhus), Gelbfieber oder Pocken (Blattern) erkrankte oder einer solchen Krankheit verdächtige Personen dürfen nur dann befördert werden, wenn der für die Zugangs= station zuständige beamtete Arzt die Zulässigkeit der Be= förderung bescheinigt. Die an Aussatz erkrankten oder dieser Krankheit verdächtigen Personen sind in abge= schlossenem Abteile mit besonderem Aborte, die übrigen hier aufgeführten Personen in besonderem Wagen zu befördern.

(4) Personen, die an Typhus (Unterleibstyphus), Diphtherie, Ruhr, Scharlach, Masern oder Keuchhusten leiden, sind in abgeschlossenem Abteile mit besonderem Aborte zu befördern. Ist eine Person einer solchen Krankheit verdächtig, so kann die Eisenbahn die Vor= legung eines ärztlichen Zeugnisses verlangen, aus dem die Art der Krankheit hervorgeht.

(5) Für den besonderen Wagen oder das Wagen= abteil ist die tarifmäßige Gebühr zu entrichten.

§ 2.

Bescheinigende Ärzte.

(1) Beamtete Ärzte im Sinne des Seuchengesetzes und der Verkehrsordnung sind Ärzte, die vom Staat

angestellt sind oder deren Anstellung mit Zustimmung des Staates erfolgt ist (§ 36 des Seuchengesetzes). (Siehe Anlage 2.)

(2) Bahnärzte als solche sind nicht beamtete Ärzte im Sinne der obigen Bestimmungen.

(3) Die bei Typhus, Diphtherie, Scharlach, Ruhr, Masern und Keuchhusten gegebenenfalls beizubringenden ärztlichen Bescheinigungen können auch von einem nicht beamteten Arzte ausgestellt sein.

§ 3.

Abgeschlossene Wagenabteilungen mit getrenntem Abort.

Als abgeschlossene Wagenabteilung mit getrenntem Aborte gilt ein Abteil, das unmittelbar an einen Abort grenzt, mit diesem von anderen Abteilen abgeschlossen ist oder abgeschlossen werden kann, und dessen Wände bis an das Wagendach reichen.

§ 4.

Beförderung mehrerer Kranker.

Mehrere Personen, die an derselben Krankheit leiden, dürfen gemeinsam befördert werden, wenn und soweit die beizubringenden ärztlichen Bescheinigungen — die in solchen Fällen auch bei den dem Seuchengesetze nicht unterliegenden Krankheiten von seiten der Organe der Eisenbahnverwaltung zu fordern sind — dies ausdrücklich gestatten. Bei Aussatz, Cholera, Fleckfieber, Gelbfieber und Pocken dürfen Kranke und Krankheitsverdächtige nicht in demselben Wagenraum untergebracht werden (§ 14 Abs. 3 des Seuchengesetzes). Personen, die an verschiedenen Krankheiten leiden, sind getrennt zu befördern.

§ 5.

Beförderung der Krankenbegleiter.

Personen, die einen Kranken zu seiner Pflege begleiten, sind in den Krankenwagen und Krankenabteilen mitzubefördern.

§ 6.

Kenntlichmachung der Krankenwagen und Krankenabteile.

Krankenwagen und Krankenabteile sind von der Abgangsstation des Krankentransports als „bestellt" zu bezeichnen. Das Zugpersonal hat dafür zu sorgen, daß die Türen solcher Wagen und Abteile auf den Zwischenstationen vom Publikum nicht geöffnet werden und daß die Insassen mit dem Publikum tunlichst nicht in Berührung kommen.

II. Maßnahmen im Eisenbahnverkehre beim Auftreten gemeingefährlicher Krankheiten.

A. Pest, Cholera, Pocken, Fleckfieber.

§ 7.

Arztstationen, Krankenübergabestationen.

(1) Beim Auftreten der Pest, der Cholera, der Pocken oder des Fleckfiebers findet eine allgemeine und regelmäßige Untersuchung der Reisenden nicht statt, jedoch werden dem Eisenbahnpersonale bekannt gegeben:

a) die Stationen, auf denen Ärzte sofort erreichbar und zur Verfügung sind (Arztstationen),

b) die Stationen, bei denen geeignete Krankenhäuser zur Unterbringung der Kranken bereit stehen (Krankenübergabestationen).

(2) Die Bezeichnung dieser Stationen erfolgt durch die Landes-Zentralbehörde unter Berücksichtigung der Verbreitung der Seuche und der Verkehrsverhältnisse.

(3) Ein Verzeichnis der im Abs. (1) bezeichneten Stationen ist, nach der geographischen Reihenfolge der Stationen geordnet, jedem Führer eines zur Personenbeförderung dienenden Zuges zu übergeben.

§ 8.
Untersuchungsräume.

(1) Auf den im § 7 bezeichneten Stationen und falls eine ärztliche Überwachung der Reisenden an der Grenze angeordnet ist, auf den Zollrevisionsstationen sind zur Vornahme der Untersuchung Erkrankter die erforderlichen, entsprechend auszustattenden Räume von der Eisenbahnverwaltung, soweit sie ihr zur Verfügung stehen, herzugeben.

(2) Bei Cholera müssen die Räume tunlichst mit einem besonderen Abort verbunden oder mit einem abgesonderten Nachtstuhl ausgerüstet sein.

§ 9.
Durchwanderer.

(1) Bei einem gefahrdrohenden Ausbruche der Cholera, der Pocken oder des Fleckfiebers im Auslande wird der Übertritt von Durchwanderern aus solchen ausländischen Gebieten, in denen eine dieser Seuchen herrscht, nur an bestimmten Grenzorten gestattet, wo eine ärztliche Besichtigung sowie die Zurückhaltung und Absonderung der Kranken und der Krankheitsverdächtigen stattfindet.

(2) Die Massenbeförderung von Durchwanderern mit der Eisenbahn hat in Sonderzügen oder in besonderen Wagen und zwar nur in Abteilen ohne Polste-

rung zu geschehen. Die benutzten Wagen sind nach jedes=
maligem Gebrauche zu desinfizieren. Müssen die Durch=
wanderer während der Reise durch das Reichsgebiet
behufs Übernachtung den Zug verlassen, so darf dies
nur auf Eisenbahnstationen geschehen, bei denen sich Aus=
wandererhäuser befinden.

(3) Es ist dafür Sorge zu tragen, daß solche Durch=
wanderer mit dem Publikum so wenig wie möglich in
Berührung kommen.

§ 10.
Erkrankung während der Fahrt.

(1) Von jeder während der Fahrt vorkommenden
auffälligen Erkrankung hat der Schaffner dem Zugführer
sofort Meldung zu machen. Der Schaffner hat sich des
Erkrankten nach Kräften anzunehmen, alsdann jedoch
jede Berührung mit anderen Personen nach Möglichkeit
zu vermeiden.

(2) Der Erkrankte ist, sofern die Möglichkeit seiner
Weiterbeförderung vorliegt, an der Weiterfahrt nicht zu
hindern, jedoch sind sämtliche Mitreisende, ausgenommen
solche Personen, die zu seiner Unterstützung bei ihm
bleiben, aus dem Wagenabteil, worin der Erkrankte sich
befindet, — bei Cholera aus allen Abteilen, die mit
dem des Erkrankten auf denselben Abort angewiesen
sind — zu entfernen und in einem andern Abteil und
zwar abgesondert von den übrigen Reisenden unterzu=
bringen.

(3) Sobald es ohne Unterbrechung der Fahrt mög=
lich, ist die Feststellung der Krankheit durch einen Arzt
herbeizuführen. Für die Weiterbeförderung sind die im
§ 11 (3) bis (5) der Eisenbahn = Verkehrsordnung fest=
gesetzten Bedingungen maßgebend.

(4) Verlangt der Erkrankte, der nächsten im Verzeichnis aufgeführten Übergabestation übergeben zu
werden, oder macht sein Zustand eine Weiterbeförderung
untunlich, so hat der Zugführer, falls der Zug vor der
Ankunft auf der Übergabestation noch eine Zwischen-
station berührt, sofort beim Eintreffen daselbst dem
diensthabenden Stationsbeamten Anzeige zu machen,
worauf dieser der Krankenübergabestation ungesäumt
telegraphisch Meldung zu erstatten hat. Die Übergabestation hat alsdann möglichst die unmittelbare Abnahme
des Erkrankten aus dem Zuge selbst durch die Kranken-
hausverwaltung, die Polizei- oder die Gesundheitsbehörde zu veranlassen.

(5) Will der Erkrankte den Zug auf einer Station
vor der nächsten Übergabestation verlassen, so ist er
hieran nicht zu hindern. Der Zugführer hat aber dem
diensthabenden Beamten der Station, auf der der Erkrankte den Zug verläßt, Meldung zu machen, damit
der Beamte, falls der Erkrankte nicht bis zum Eintreffen
ärztlicher Hilfe auf dem Bahnhofe, wo er möglichst ab-
zusondern sein würde, bleiben will, seinen Namen, seinen
Wohnort und sein Absteigequartier feststellen und unverzüglich der nächsten Polizeibehörde unter Angabe der
näheren Umstände mitteilen kann.

(6) Setzt der Erkrankte seine Reise über die nächste
Übergabestation hinaus fort, so ist seine Zielstation festzustellen und deren telegraphische Benachrichtigung vom
Zugführer durch den diensthabenden Stationsbeamten
zu veranlassen. Die Zielstation hat alsdann, je nachdem sie Krankenübergabestation ist oder nicht, nach
Abs. (4) oder (5) zu verfahren.

(7) Die Personen, die sich mit dem Erkrankten in
demselben Wagenabteil befunden haben, sind auf der
nächsten Arzt- oder Übergabestation dem anwesenden

Ärzte zu bezeichnen, damit ihnen dieser die nötigen Weisungen erteilen kann.

(8) Die Zugbeamten haben, wenn sie mit einem Erkrankten in Berührung gekommen sind, sich sorgfältig zu reinigen und bei Cholera etwa beschmutzte Kleidungsstücke desinfizieren zu lassen; die in gleiche Lage gekommenen Reisenden sind auf die Notwendigkeit derselben Maßnahmen aufmerksam zu machen.

(9) Alle Personen, die mit Cholerakranken in Berührung kommen, müssen bis nach gründlicher Reinigung ihrer Hände unbedingt vermeiden, diese mit ihrem Gesicht in Berührung zu bringen, weil durch Zuführung des Krankheitsstoffs durch den Mund in den Körper eine Ansteckung erfolgen kann. Es ist deshalb auch streng zu vermeiden, bei oder nach dem Umgange mit Kranken vor sorgfältiger Reinigung der Hände zu rauchen oder Speisen und Getränke zu sich zu nehmen.

(10) Das Eisenbahnpersonal muß beim Vorkommen verdächtiger Erkrankungen mit der größten Vorsicht und Ruhe vorgehen, damit alles vermieden wird, was zu unnötigen Besorgnissen unter den Reisenden oder sonst beim Publikum Anlaß geben könnte.

§ 11.

Verpflichtung der Eisenbahnbeamten gegenüber den Polizeibehörden und Ärzten.

Sämtliche Beamte der Eisenbahnverwaltung haben den Anforderungen der Polizeibehörden und der beaufsichtigenden Ärzte, soweit es in ihren Kräften steht und nach den dienstlichen Verhältnissen ausführbar ist, unbedingte Folge zu leisten und ihnen auch ohne besondere Aufforderung alle erforderlichen Mitteilungen zu machen.

§ 12.

Belehrung des Eisenbahnpersonals.

(1) Ein Abdruck der vorstehenden §§ 10 und 11 ist jedem Fahrbeamten eines jeden zur Personenbeförderung dienenden Zuges zuzustellen.

(2) Dem Ermessen der Eisenbahnbehörden bleibt überlassen, auch gemeinverständliche Belehrungen über die Seuchen*) unter dem Eisenbahnpersonal zu verteilen.

§ 13.

Besondere Maßnahmen bei Cholera.

(1) Bei Cholera ist der Erhaltung peinlicher Sauberkeit in allen Bedürfnisanstalten (Abtritten und Pissoiren) auf den Stationen besondere Sorgfalt zuzuwenden; die Sitzbretter der Aborte sind durch Abwaschen mit verdünntem Kresolwasser oder Karbolsäurelösung oder Sublimatlösung mindestens einmal täglich zu reinigen. Eine Desinfektion der Aborte [§ 31 Zif. 22] erfolgt lediglich auf den Stationen der Orte, an denen die Cholera ausgebrochen ist und auf solchen Stationen, wo dies ausdrücklich angeordnet werden sollte. Die zur Beseitigung üblen Geruchs für die warme Jahreszeit allgemein getroffenen Bestimmungen werden hierdurch nicht berührt. Wegen der Behandlung der Aborte in den Wagen vergl. Abschnitt III.

(2) Der Boden zwischen den Gleisen ist, sofern er auf den Stationen infolge Benutzung der in den Zügen

---

*) Solche Belehrungen sind als Anlagen zu den durch Bundesratsbeschluß festgestellten Anweisungen zur Bekämpfung der einzelnen Seuchen im Verlage von Julius Springer, Berlin N 24, Monbijouplatz 3, erschienen.

befindlichen Bedürfnisanstalten verunreinigt ist, durch wiederholtes Übergießen mit Kalkmilch gehörig zu desinfizieren.

§ 14.
Außerdienststellung der Wagen behufs Desinfektion.

Der Wagen, in dem sich ein Kranker oder Krankheitsverdächtiger*) befunden hat, ist sofort außer Dienst zu stellen und der nächsten geeigneten Station zur Desinfektion zu übergeben. Die näheren Vorschriften über diese von der Eisenbahnverwaltung auszuführende Desinfektion sowie über die sonstige Behandlung der Eisenbahn-Personen- und Schlafwagen beim Auftreten gemeingefährlicher Krankheiten enthalten die Abschnitte III und IV.

§ 15.
Gepäck- und Güterverkehr.

Eine Beschränkung des Eisenbahngepäck- und Güterverkehrs findet, abgesehen von den bezüglich einzelner Gegenstände ergehenden Ausfuhr- und Einfuhrverboten, nicht statt.

§ 16.
Desinfektion von Reisegepäck und Gütern.

(1) Eine Desinfektion von Reisegepäck und Gütern ist nur in folgenden Fällen vorzunehmen:

---

*) Als krankheitsverdächtig sind solche Personen zu betrachten, die unter Erscheinungen erkrankt sind, die den Ausbruch einer gemeingefährlichen Krankheit befürchten lassen. Bei allen verdächtigen Erkrankungen ist, solange nicht der Verdacht sich als unbegründet erwiesen hat, so zu verfahren, als ob es sich um wirkliche Fälle gemeingefährlicher Krankheiten handelte.

a) Auf den im § 8 bezeichneten Zollrevisionsstationen erfolgt auf ärztliche Anordnung zwangsweise die Desinfektion von gebrauchtem Bettzeug, gebrauchter Leibwäsche, getragenen Kleidungsstücken und sonstigen Gegenständen, die zum Gepäck eines Reisenden gehören oder als Umzugsgut anzusehen sind und aus einem verseuchten Bezirke stammen, sofern sie nach ärztlichem Ermessen mit dem Ansteckungs=stoff einer gemeingefährlichen Krankheit behaftet sind.

b) Expreß=, Eil= und Frachtgüter unterliegen — auch auf den Zollrevisionsstationen — nur dann der Desinfektion, wenn sie nach Ansicht der Orts=gesundheitsbehörde mit dem Ansteckungsstoff einer gemeingefährlichen Krankheit behaftet sind.

(2) Briefe und Korrespondenzen, Drucksachen, Bücher, Zeitungen, Geschäftspapiere usw. unterliegen keiner Des=infektion (vergl. jedoch § 31 Zif. 7).

(3) Die Einrichtung und Ausführung der Des=infektion wird von den Gesundheitsbehörden veran=laßt, denen das Eisenbahnpersonal tunlichst Hilfe zu leisten hat.

§ 17.
Mitteilungen an die Gesundheitsbehörden.

Von allen Dienstanweisungen und Maßnahmen der Eisenbahnverwaltung gegen eine Seuchengefahr und von allen Anordnungen und Einrichtungen ist stets den dabei in Frage kommenden Gesundheitsbehörden sofort Mit=teilung zu machen.

§ 18.
Anzeigepflicht.

Von jedem durch den Arzt als Pest, Cholera, Pocken oder Fleckfieber erkannten Erkrankungsfalle hat der betreffende Stationsvorsteher sofort der vorgesetzten Betriebsbehörde und der Ortspolizeibehörde*) schriftliche Anzeige zu erstatten, die, soweit sie zu erlangen sind, folgende Angaben enthalten soll:

a) Ort und Tag der Erkrankung;
b) Name, Geschlecht, Alter, Stand oder Gewerbe des Erkrankten;
c) woher der Kranke zugereist ist;
d) wo der Kranke untergebracht ist.

§ 19.
Inkraftsetzung der Maßnahmen.

(1) Die Bestimmung darüber, von welchem Zeitpunkt an bei nahender Seuchengefahr die vorstehenden Bestimmungen angewendet werden sollen, steht den Eisenbahnbehörden des Reichs und der Bundesstaaten, bezüglich der Privateisenbahnen den Eisenbahnaufsichtsbehörden zu (§ 40 des Seuchengesetzes).

(2) Die Inkraftsetzung der Bestimmungen erfolgt im Benehmen mit dem Reichsamte des Innern und den beteiligten Landes-Medizinalverwaltungen. Erscheint wegen Gefahr im Verzuge ein sofortiges Vorgehen geboten, so ist das Reichsamt des Innern nachträglich unverzüglich von den ergriffenen Maßregeln zu benachrichtigen.

§ 20.
Ausschluß weitergehender Verkehrsbeschränkungen und Desinfektionsmaßnahmen.

Die für den Eisenbahnverkehr zu treffenden Maßnahmen richten sich ausschließlich nach den vom Bundes-

---

*) Für die Meldungen an die Polizeibehörden haben diese auf Verlangen Kartenbriefe unentgeltlich zu verabfolgen.

rate dafür aufgestellten, in dieser Anweisung zusammen=
gefaßten Grundsätzen. Darüber hinausgehende Ver=
kehrsbeschränkungen und Desinfektionsmaßnahmen, die
von den Polizeibehörden für den allgemeinen Verkehr
erlassen werden, finden auf die Eisenbahnreisenden und
das Eisenbahnpersonal, solange der Bundesrat bezüg=
liche Vorschriften nicht erläßt, keine Anwendung.

§ 21.

Schutzmaßregeln gegen Seuchenverbreitung durch das Eisenbahnpersonal.

Bezüglich des an der Ausführung dieser Vor=
schriften beteiligten Eisenbahnpersonals haben die Eisen=
bahnbehörden die erforderlichen Vorkehrungen zu treffen;
insbesondere kommt hierbei die Anordnung einer gesund=
heitlichen Beobachtung und nötigenfalls die Absonderung
derjenigen im Eisenbahnbetriebe verwendeten Personen
in Betracht, die mit kranken oder krankheitsverdächtigen
Personen in Berührung gekommen sind. Hierdurch
werden die für den Fall des Auftretens einer Er=
krankung oder eines Krankheitsverdachtes bestehenden
Vorschriften des Seuchengesetzes nicht berührt.

§ 22.

Strafandrohung.

Auf Zuwiderhandlungen finden die Vorschriften der
§§ 44 ff. des Seuchengesetzes Anwendung.

B. Gelbfieber.

§ 23.

In bezug auf das Gelbfieber bleiben besondere
Bestimmungen vorbehalten.

C. Aussatz.

§ 24.

(1) Die von Aussätzigen oder des Aussatzes Verdächtigen*) benutzten Wagenabteile und Aborte sind vor sonstiger Benutzung sofort zu desinfizieren. Diese Desinfektion, die der Eisenbahnverwaltung obliegt, ist nach Maßgabe der Abschnitte III und IV auszuführen.

(2) Für Reisegepäck ist die Anordnung der Desinfektion nur dann zulässig, wenn die Annahme, daß die Gegenstände mit dem Krankheitsstoffe des Aussatzes behaftet sind, durch besondere Umstände begründet ist (§ 19 Abs. 2 des Seuchengesetzes). Die Desinfektion des Reisegepäcks wird durch die Gesundheitsbehörde, der das Eisenbahnpersonal tunlichst Hilfe zu leisten hat, veranlaßt.

III. Behandlung der Eisenbahnwagen beim Auftreten gemeingefährlicher Krankheiten.

Bei der Desinfektion der Eisenbahnwagen sind außer den §§ 25 bis 29 auch die Bestimmungen im § 31 Zif. 18, 19 und 24 zu beachten.

§ 25.

Personenwagen.

(1) Während des Ausbruchs einer gemeingefährlichen Krankheit im Inland oder in einem benachbarten Gebiet ist für besonders sorgfältige Reinigung und Lüftung der dem Personenverkehre dienenden Wagen Sorge zu tragen; dies gilt namentlich in bezug auf Wagen der 3. und 4. Klasse, die zur Massenbeförderung von Per

---

*) Vergl. die Anmerkung zu § 14.

sonen aus einer von der Krankheit ergriffenen Gegend gedient haben.

(2) Bei Cholera sind die in den Zügen befindlichen Bedürfnisanstalten regelmäßig zu desinfizieren und zu dem Zwecke die Trichter und Abfallrohre nach Reinigung mit Kalkmilch zu bestreichen, die Sitzbretter mit verdünntem Kresolwasser oder Karbolsäurelösung oder Sublimatlösung zu reinigen.

(3) Ein Personenwagen, in dem sich ein Kranker oder Krankheitsverdächtiger*) befunden hat, ist sofort außer Dienst zu stellen und der nächsten mit den nötigen Einrichtungen versehenen Station zur Desinfektion zu überweisen, die in nachstehend angegebener Weise zu bewirken ist.

(4) Etwaige grobe Verunreinigungen im Innern des Wagens sind durch sorgfältiges und wiederholtes Abreiben mit Lappen, die mit Karbolsäurelösung befeuchtet sind, zu beseitigen. Die Läufer, Matten, Teppiche, Vorhänge und beweglichen Polster sind nach § 31 Zif. 9 und 10 (bezw. 21), Gegenstände aus Leder nach § 31 Zif. 11 zu behandeln. Demnächst ist der Wagen durchweg einer sorgfältigen Reinigung, wobei seine abwaschbaren Teile mit Karbolsäurelösung zu behandeln sind, zu unterwerfen und sodann in einem warmen, luftigen und trockenen Raume mindestens drei Tage lang aufzustellen. Statt Karbolsäurelösung kann auch verdünntes Kresolwasser oder Sublimatlösung verwendet werden.

(5) Die bei der Reinigung verwendeten Lappen sind zu verbrennen.

§ 26.

Schlafwagen.

(1) Ist ein Schlafwagen von einem Kranken oder

*) Vergl. die Anmerkung zu § 14.

Krankheitsverdächtigen*) benutzt worden, so muß die gebrauchte Wäsche nach § 31 Zif. 8 (bezw. 10) desinfiziert werden. Zur Wäsche sind zu -rechnen: die Laken, die Bezüge der Bettkissen und der Decken sowie die Handtücher. Die Desinfektion der von dem Kranken benutzten Bettkissen, Decken und beweglichen Matratzen hat nach § 31 Zif. 9 und 10 und die des Wagens selbst in der im § 25 vorgeschriebenen Weise zu erfolgen (vergl. auch § 31 Zif. 5 und 20).

(2) Für den Fall, daß es sich als notwendig erweisen sollte, einen Schlafwagenlauf ganz einzustellen bleibt Bestimmung vorbehalten.

§ 27.
Gepäck- und Postwagen.

Die vorstehenden Bestimmungen finden entsprechende Anwendung bei Erkrankungen von Zug- und Postbeamten in den von ihnen benutzten Gepäck- und Postwagen.

§ 28.
Güterwagen.

(1) Bei Pest hat eine Desinfektion von Güterwagen zu erfolgen, wenn Waren damit befördert sind, die nach Ansicht der Ortsgesundheitsbehörde mit dem Ansteckungsstoff der Pest behaftet sind. Sie ist insbesondere dann vorzunehmen, wenn in Güterwagen an der Pest verendete Ratten gefunden wurden.

(2) Die Desinfektion solcher Güterwagen erfolgt durch die Eisenbahn und zwar, wenn möglich, unmittel-

---

*) Vergl. die Anmerkung zu § 14.

bar auf derjenigen Station, auf der die Wagen ent=
laden worden sind, andernfalls auf der nächsten ge=
eigneten Station. Die Gesundheitsbehörde ist befugt,
sich von der ordnungsmäßigen Ausführung der Des=
infektion jederzeit zu überzeugen.

(3) Die Desinfektion hat in der Weise zu geschehen,
daß zunächst der Fußboden des Wagens mit Karbol=
säurelösung oder mit verdünntem Kresolwasser oder mit
Kalkmilch gründlich befeuchtet und dann die Wände und
die Decke des Wagens mit Lappen, die in Karbolsäure=
lösung oder verdünntem Kresolwasser getränkt sind,
sorgfältig abgerieben werden. Darauf wird der Kehricht
zusammengefegt und der Fußboden in derselben Weise
wie Wände und Decke abgerieben. Alsdann ist der
Wagen mit einer reichlichen Menge Wasser zu spülen.
Der Kehricht und die Lappen sind zu verbrennen (vergl.
§ 31 Zif. 15 und 16).

§ 29.

**Maßnahmen zum Schutze der Desinfektions=
arbeiter.**

Die mit der Desinfektion beauftragten Arbeiter
haben jedesmal, wenn sie mit infizierten Dingen in
Berührung gekommen sind, die Hände nach § 31
Zif. 13 zu desinfizieren und sich im übrigen
gründlich zu reinigen. Es empfiehlt sich, daß die
Desinfektoren waschbare Oberkleider tragen; diese
sind in derselben Weise wie die Wäsche aus den
Schlafwagen zu desinfizieren. Bei Pocken dürfen zur
Reinigung und Desinfektion nur solche Personen ver=

wendet werden, welche die Pocken überstanden haben
oder durch Impfung hinreichend geschützt sind oder sich
sofort der Impfung oder Wiederimpfung unterwerfen.

IV. Desinfektionsanweisung.

[Nach den Desinfektionsanweisungen vom 11. April 1907
(R G Bl. S. 95).]

§ 30.

Desinfektionsmittel.

1. **Verdünntes Kresolwasser** (2,5 prozentig).
Zur Herstellung werden entweder 50 Kubikzentimeter
Kresolseifenlösung (Liquor Cresoli saponatus des
Arzneibuchs für das Deutsche Reich) oder ½ Liter
Kresolwasser (Aqua cresolica des Arzneibuchs für das
Deutsche Reich) mit Wasser zu 1 Liter Desinfektions-
flüssigkeit aufgefüllt und gut durchgemischt.

2. **Karbolsäurelösung** (etwa 3 prozentig)
30 Kubikzentimeter verflüssigte Karbolsäure (Acidum
carbolicum liquefactum des Arzneibuchs für das
Deutsche Reich) werden mit Wasser zu 1 Liter Desinfektionsflüssigkeit aufgefüllt und gut durchgemischt.

3. **Sublimatlösung** (¹⁄₁₀ prozentig). Zur Herstellung werden von den käuflichen, rosa gefärbten Sublimat-
pastillen (Pastilli hydrargyri bichlorati des Arzneibuchs für das Deutsche Reich) entweder 1 Pastille zu
1 Gramm oder 2 Pastillen zu je ½ Gramm in 1 Liter
Wasser aufgelöst.

4. **Kalkmilch.** Frisch gebrannter Kalk wird un-
zerkleinert in ein geräumiges Gefäß gelegt und mit

Waſſer (etwa der halben Menge des Kalkes) gleichmäßig besprengt; er zerfällt hierbei unter starker Erwärmung und unter Aufblähen zu Kalkpulver.

Die Kalkmilch wird bereitet, indem zu je 1 Liter Kalkpulver allmählich unter stetem Rühren 3 Liter Waſſer hinzugeſetzt werden.

Falls friſch gebrannter Kalk nicht zur Verfügung ſteht, kann die Kalkmilch auch durch Anrühren von je 1 Liter gelöſchten Kalks, wie er in einer Kalkgrube vorhanden iſt, mit 3 Liter Waſſer bereitet werden. Jedoch iſt darauf zu achten, daß in dieſen Fällen die oberſte, durch den Einfluß der Luft veränderte Kalkſchicht vorher beſeitigt wird.

Die Kalkmilch iſt vor dem Gebrauch umzuſchütteln oder umzurühren.

5. **Chlorkalkmilch** wird aus **Chlorkalk** (Calcaria chlorata des Arzneibuchs für das Deutſche Reich), der in dicht geſchloſſenen Gefäßen vor Licht geſchützt aufbewahrt war und ſtechenden Chlorgeruch beſitzen ſoll, in der Weiſe hergeſtellt, daß zu je 1 Liter Chlorkalk allmählich unter ſtetem Rühren 5 Liter Waſſer hinzugeſetzt werden. Chlorkalkmilch iſt jedesmal vor dem Gebrauche friſch zu bereiten.

6. **Formaldehyd.** Formaldehyd iſt ein ſtechend riechendes, auf die Schleimhäute der Luftwege, der Naſe und der Augen reizend wirkendes Gas, das in etwa 35 prozentiger wäſſeriger Löſung (Formaldehydum solutum des Arzneibuchs für das Deutſche Reich) käuflich iſt. Die Formaldehydlöſung iſt gut verſchloſſen und vor Licht geſchützt aufzubewahren. Formaldehydlöſung, in welcher ſich eine weiße, weiche, flockige Maſſe, die ſich bei vorſichtigem Erwärmen nicht auflöſt (Paraformal-

dehyd), abgeschieden hat, ist weniger wirksam, unter Umständen sogar vollkommen unwirksam und daher für Desinfektionszwecke nicht mehr zu benutzen.

Formaldehyd kommt zur Anwendung:

a) entweder in Dampfform; zu diesem Zwecke wird die käufliche Formaldehydlösung in geeigneten Apparaten mit Wasser verdampft oder zerstäubt oder das Formaldehydgas durch ein anderes erprobtes Verfahren entwickelt;

b) oder in wässeriger Lösung (etwa 1 prozentig). Zur Herstellung werden 30 Kubikzentimeter der käuflichen Formaldehydlösung mit Wasser zu 1 Liter Desinfektionsflüssigkeit aufgefüllt und gut durchgemischt.

7. Wasserdampf. Der Wasserdampf muß mindestens die Temperatur des siedenden Wassers haben. Zur Desinfektion mit Wasserdampf sind nur solche Apparate zu verwenden, welche sowohl bei der Aufstellung als auch später in regelmäßigen Zwischenräumen von Sachverständigen geprüft und geeignet befunden worden sind.

Neben Apparaten, welche mit strömendem Wasserdampfe von Atmosphärendruck arbeiten, sind auch solche, die mäßig gespannten Dampf verwerten, verwendbar. Überhitzung des Dampfes ist zu vermeiden.

Die Prüfung der Apparate hat sich namentlich auf die Art der Dampfentwicklung, die Anordnung der Dampfzu- und -ableitung, den Schutz der zu desinfizierenden Gegenstände gegen Tropfwasser und gegen Rostflecke, die Handhabungsweise und die für eine ausreichende Desinfektion erforderliche Dauer der Dampfeinwirkung zu erstrecken.

Auf Grund dieser Prüfung ist für jeden Apparat eine genaue Anweisung für seine Handhabung aufzustellen und neben dem Apparat an offensichtlicher Stelle zu befestigen.

Die Bedienung der Apparate ist, wenn irgend angängig, nur geprüften Desinfektoren zu übertragen. Es empfiehlt sich, tunlichst bei jeder Desinfektion durch einen geeigneten Kontrollapparat festzustellen, ob die vorschriftsmäßige Durchhitzung erfolgt ist.

8. Auskochen in Wasser, dem Soda zugesetzt werden kann. Die Flüssigkeit muß kalt aufgesetzt werden, die Gegenstände vollständig bedecken und vom Augenblicke des Kochens ab mindestens eine Viertelstunde lang im Sieden gehalten werden. Die Kochgefäße müssen bedeckt sein.

9. Verbrennen, anwendbar bei leicht brennbaren Gegenständen von geringem Werte.

Anmerkung. Unter den angeführten Desinfektionsmitteln ist die Auswahl nach Lage des Falles zu treffen. Auch dürfen unter Umständen andere, in bezug auf ihre desinfizierende Wirksamkeit und praktische Brauchbarkeit erprobte Mittel angewendet werden, jedoch müssen ihre Mischungs- und Lösungsverhältnisse sowie ihre Verwendungsweise so gewählt werden, daß nach dem Gutachten des beamteten Arztes der Erfolg ihrer Anwendung einer Desinfektion mit den unter 1 bis 9 bezeichneten Mitteln nicht nachsteht.

§ 31.
Ausführung der Desinfektion.

1. Ausscheidungen des Kranken.

    a) Auswurf, Rachenschleim und Gurgelwasser sind in Gefäßen aufzufangen, welche bis zur Hälfte gefüllt sind α) entweder mit verdünntem Kresolwasser, Karbolsäurelösung oder Sublimatlösung; in diesem Falle dürfen die Gemische erst nach mindestens zweistündigem Stehen beseitigt werden, am besten durch Ausgießen in den Abort;

β) oder mit Wasser, welchem Soda zugesetzt werden kann; in diesem Falle müssen die Gefäße mit Inhalt ausgekocht oder in geeigneten Desinfektionsapparaten mit Wasserdampf behandelt werden.

Auch läßt sich der Auswurf in brennbarem Material auffangen und mit diesem verbrennen.

(Absatz a gilt nicht für Cholera.)

b) Erbrochenes, Stuhlgang und Harn sind in Nachtgeschirren, Steckbecken oder dergleichen aufzufangen und alsdann sofort mit der gleichen Menge von Kalkmilch, verdünntem Kresolwasser oder Karbolsäurelösung zu übergießen. Die Gemische dürfen erst nach mindestens zweistündigem Stehen in den Abort geschüttet werden.

(Absatz b gilt nicht für Ausfatz.)

c) Blut, blutige, eitrige und wässerige Wund- und Geschwürausscheidungen, Nasenschleim sowie die bei Sterbenden aus Mund und Nase hervorquellende schaumige Flüssigkeit sind in Wattebäuschen, Leinen- oder Mulläppchen oder dergleichen aufzufangen. Diese sind sofort zu verbrennen oder, wenn dies nicht angängig ist, in Gefäße zu legen, welche mit verdünntem Kresolwasser, Karbolsäurelösung oder Sublimatlösung gefüllt sind; sie müssen von der Flüssigkeit vollständig bedeckt sein und dürfen erst nach zwei Stunden beseitigt werden.

(Abſatz c gilt nicht für Cholera.)

d) Hautabgänge (Schorfe, Schuppen und der=
gleichen) sind zu verbrennen oder, wenn dies
nicht angängig ist, in der unter c bezeichneten
Weiſe zu desinfizieren.

**(Abſatz d gilt nicht für Cholera, Fleckſieber
und Peſt.)**

2. Verbandgegenſtände, *Vorlagen von Wöchne-
rinnen* und dergleichen ſind nach der unter Zif. 1 c
gegebenen Vorſchrift zu behandeln.

**(Ziffer 2 gilt nicht für Cholera; der in
Kurſivſchrift gedruckte Teil außerdem nicht
für Ausſatz und Peſt.)**

3. Schmutzwäſſer ſind mit Chlorkalkmilch oder
Kalkmilch zu desinfizieren; von der Chlorkalkmilch
iſt ſo viel hinzuzuſetzen, daß das Gemiſch ſtark nach
Chlor riecht, von der Kalkmilch ſo viel, daß das
Gemiſch kräftig rotgefärbtes Lackmuspapier deutlich
und dauernd blau färbt; in allen Fällen darf die
Flüſſigkeit erſt zwei Stunden nach Zuſatz des Des=
infektionsmittels beſeitigt werden.

4. Badewäſſer von Kranken ſind wie Schmutzwäſſer
zu behandeln. Mit Rückſicht auf Ventile und Ab=
leitungsrohre empfiehlt es ſich, hier eine durch Ab=
ſetzen oder Abſeihen geklärte Chlorkalkmilch zu ver=
wenden.

5. Waſchbecken, Spuckgefäße, Nachtgeſchirre,
Steckbecken, Badewannen und dergleichen ſind
nach Desinfektion des Inhalts (Zif. 1, 3 und 4)
gründlich mit verdünntem Kreſolwaſſer, Karbol=

säurelösung oder Sublimatlösung auszuscheuern und dann mit Wasser auszuspülen. Bei nicht emaillierten Metallgefäßen ist die Verwendung von Sublimat zu vermeiden.

6. Eß- und Trinkgeschirre, Tee- und Eßlöffel und dergleichen sind fünfzehn Minuten lang in Wasser, dem Soda — etwa 2 Prozent — zugesetzt werden kann, auszukochen und dann gründlich zu spülen. Messer, Gabeln und sonstige Geräte, welche das Auskochen nicht vertragen, sind eine Stunde lang in 1 prozentige Formaldehydlösung zu legen und dann gründlich trocken zu reiben.

7. Bücher, auch Akten, Bilderbogen und dergleichen sind, soweit sie nicht verbrannt werden, mit Formaldehydgas, Wasserdampf oder trockener Hitze zu desinfizieren.

(Ziffer 7 gilt nicht für Cholera.)
Anmerkung. Wegen der Bücher, Briefe usw.
im Eisenbahnverkehre vgl. § 16 (2).

8. Bett- und Leibwäsche, zur Reinigung der Kranken benutzte Tücher, waschbare Kleidungsstücke und dergleichen sind in Gefäße mit verdünntem Kresolwasser oder Karbolsäurelösung zu legen. Sie müssen von dieser Flüssigkeit vollständig bedeckt sein und dürfen erst nach zwei Stunden weiter gereinigt werden. Das dabei ablaufende Wasser kann als unverdächtig behandelt werden.

9. Kleidungstücke, die nicht gewaschen werden können, Federbetten, wollene Decken, Matratzen ohne Holzrahmen, Bettvorleger, Gardinen, Teppiche, Tischdecken und dergleichen sind in Dampfapparate oder

mit Formaldehydgas zu desinfizieren. Das Gleiche gilt von Strohsäcken, soweit sie nicht verbrannt werden.

10. Die nach den Desinfektionsanstalten oder -apparaten zu schaffenden Gegenstände sind in Tücher, welche mit verdünntem Kresolwasser, Karbolsäurelösung oder Sublimatlösung angefeuchtet sind, einzuschlagen und tunlichst nur in gut schließenden, innen mit Blech ausgeschlagenen Kasten oder Wagen zu befördern. Ein Ausklopfen der zur Desinfektion bestimmten Gegenstände hat zu unterbleiben. Wer solche Gegenstände vor der Desinfektion angefaßt hat, soll seine Hände in der unter Zif. 13 angegebenen Weise desinfizieren.

11. Gegenstände aus Leder oder Gummi (Stiefel Gummischuhe und dergleichen) werden sorgfältig und wiederholt mit Lappen abgerieben, welche mit verdünntem Kresolwasser, Karbolsäurelösung oder Sublimatlösung befeuchtet sind. Gegenstände dieser Art dürfen nicht mit Dampf desinfiziert werden.

12. Pelzwerk wird auf der Haarseite mit verdünntem Kresolwasser, Karbolsäurelösung, Sublimatlösung oder 1 prozentiger Formaldehydlösung durchfeuchtet, feucht gebürstet, zum Trocknen hingehängt und womöglich gesonnt. Pelzwerk darf nicht mit Dampf desinfiziert werden.

13. Hände und sonstige Körperteile müssen jedesmal, wenn sie mit infizierten Gegenständen (Ausscheidungen der Kranken, beschmutzter Wäsche usw.) in Berührung gekommen sind, mit Sublimatlösung, verdünntem Kresolwasser oder Karbolsäurelösung gründlich abgebürstet und nach etwa fünf Minuten

mit warmem Wasser und Seife gewaschen werden. Zu diesem Zwecke muß in dem Krankenzimmer stets eine Schale mit Desinfektionsflüssigkeit bereit stehen.

(Zusatz für Pest:) Bei Berührung mit infizierten Dingen, Pestkranken, Pestleichen, bei Desinfektionen von Häusern usw. können die Hände vor dem Eindringen von Krankheitskeimen durch gründliches Einreiben mit Öl, Paraffinsalbe und dergleichen geschützt werden.

14. Haar-, Nagel- und Kleiderbürsten werden zwei Stunden lang in 1 prozentige Formaldehydlösung gelegt und dann ausgewaschen und getrocknet.

15. Kehricht ist zu verbrennen; ist dies ausnahmsweise nicht möglich, so ist er reichlich mit verdünntem Kresolwasser, Karbolsäurelösung oder Sublimatlösung zu durchtränken und erst nach zweistündigem Stehen zu beseitigen.

16. Gegenstände von geringem Werte (Strohsäcke mit Inhalt, gebrauchte Lappen einschließlich der bei der Desinfektion verwendeten, abgetragene Kleidungsstücke, Lumpen und dergleichen) sind zu verbrennen.

17. Leichen sind in Tücher zu hüllen, welche mit verdünntem Kresolwasser, Karbolsäurelösung oder Sublimatlösung getränkt sind, und alsdann in dichte Särge zu legen, welche am Boden mit einer reichlichen Schicht Sägemehl, Torfmull oder anderen aufsaugenden Stoffen bedeckt sind.

18. Zur Desinfektion infizierter oder der Infektion verdächtiger Räume, namentlich solcher, in denen Kranke sich aufgehalten oder Leichen gestanden haben, sind zunächst die Lagerstellen, Gerätschaften und dergleichen, ferner die Wände min-

destens bis zu 2 Meter Höhe, die Türen, die
Fenster und der Fußboden mittels Lappen, die mit
verdünntem Kresolwasser oder Karbolsäurelösung
getränkt sind, gründlich abzuwaschen] oder auf
andere Weise mit den genannten Lösungen aus=
reichend zu befeuchten; dabei ist besonders darauf
zu achten, daß die Lösungen in alle Spalten, Risse
und Fugen eindringen.

Die Lagerstellen von Kranken oder von Ver=
storbenen und die in der Umgebung auf wenigstens
2 Meter Entfernung befindlichen Gerätschaften,
Wand= und Fußbodenflächen sind bei dieser Des=
infektion besonders zu berücksichtigen.

Alsdann sind die Räumlichkeiten mit einer aus=
reichenden Menge heißen Seifenwassers zu spülen
und gründlich zu lüften. Getünchte Wände sind mit
einem frischen Kalkanstriche zu versehen, Fußböden
aus Lehmschlag oder dergleichen reichlich mit Kalk=
milch zu bestreichen.

9. Zur Desinfektion geschlossener oder allseitig
gut abschließbarer Räume empfiehlt sich auch
die Anwendung des Formaldehydgases; sie
eignet sich zur Vernichtung von Krankheitskeimen,
die an freiliegenden Flächen oberflächlich oder nur in
geringer Tiefe haften. Vor Beginn der Des=
infektion sind alle Undichtigkeiten der Fenster,
Türen, Ventilationsöffnungen und dergleichen
genau zu verkleben oder zu verkitten. Es ist über=
haupt die größte Sorgfalt auf die Dichtung des
Raumes zu verwenden, da hiervon der Erfolg der
Desinfektion wesentlich abhängt. Auch ist durch
eine geeignete Aufstellung, Ausbreitung oder sonstige
Anordnung der in dem Raume befindlichen Gegen=

 stände dafür zu sorgen, daß der Formaldehyd ihre Oberflächen in möglichst großer Ausdehnung trifft.

Für je 1 Kubikmeter Luftraum müssen mindestens 5 Gramm Formaldehydgas oder 15 Kubikzentimeter Formaldehydlösung (Formaldehydum solutum des Arzneibuchs für das Deutsche Reich) und gleichzeitig etwa 30 Kubikzentimeter Wasser verdampft werden. Die Öffnung der desinfizierten Räume darf frühestens nach vier Stunden, soll aber womöglich später und in besonderen Fällen (überfüllte Räume) erst nach sieben Stunden geschehen. Der überschüssige Formaldehyd ist vor dem Betreten des Raumes durch Einleiten von Ammoniakgas zu beseitigen.

Die zur Entwicklung des Formaldehyds dienenden Apparate werden entweder in dem zu desinfizierenden Raume oder außerhalb desselben aufgestellt. In letzterem Falle wird das Formaldehydgas von außen her in Verbindung mit Wasserdampf durch Schlüssellöcher, durch kleine, in die Tür gebohrte Öffnungen und dergleichen in den zu desinfizierenden Raum geleitet. Besteht eine besonders hohe Infektionsgefahr, so empfiehlt es sich, die Desinfektion mittels Formaldehyds auszuführen, ohne den Raum vorher zu betreten. Da in diesem Falle der Raum vorher nicht völlig abgedichtet werden kann, ist Formaldehyd in wenigstens der vierfachen Menge, als sie für die Desinfektion nach geschehener Abdichtung angegeben ist, einzuleiten.

Die Desinfektion mittels Formaldehyds soll tunlichst nur von geprüften Desinfektoren nach bewährtem Verfahren ausgeführt werden.

Nach der Desinfektion mittels Formaldehyds können die Wände, die Zimmerdecke und die freien Oberflächen der Gerätschaften als desinfiziert gelten. Augenscheinlich mit Ausscheidungen des Kranken beschmutzte Stellen des Fußbodens, der Wände usw. sind jedoch gemäß den Vorschriften unter Zif. 18 noch besonders zu desinfizieren.

(Anmerkung: Der in Kursivschrift gedruckte Absatz gilt nur bei Fleckfieber und Pest.)

20. Holz= und Metallteile von Bettstellen, Nacht= tischen und andern Möbeln sowie ähnliche Gegen= stände werden sorgfältig und wiederholt mit Lappen abgerieben, die mit verdünntem Kresolwasser oder Karbolsäurelösung befeuchtet sind. Bei Holzteilen ist auch Sublimatlösung verwendbar. Haben sich Gegenstände dieser Art in einem Raume befunden, während dieser mit Formaldehydgas desinfiziert worden ist, so erübrigt sich die vorstehend angegebene besondere Desinfektion.

21. Sammet=, Plüsch= und ähnliche Möbel= bezüge werden mit verdünntem Kresolwasser, Karbolsäurelösung, 1 prozentiger Formaldehyd= lösung oder Sublimatlösung durchfeuchtet, feucht gebürstet und mehrere Tage hintereinander gelüftet. Haben sich Gegenstände dieser Art in einem Raume befunden, während dieser mit Formaldehydgas des= infiziert worden ist, so erübrigt sich die vorstehend angegebene besondere Desinfektion.

22. Aborte. Die Tür, besonders die Klinke, die Innen= wände bis zu 2 Meter Höhe, die Sitzbretter und der Fußboden sind mittels Lappen, die mit ver= dünntem Kresolwasser, Karbolsäurelösung oder Sublimatlösung getränkt sind, gründlich abzuwaschen

oder auf andere Weise ausreichend zu befeuchten; in jede Sitzöffnung sind mindestens 2 Liter verdünntes Kresolwasser, Karbolsäurelösung oder Kalkmilch zu gießen.

Bei Cholera und Fleckfieber ist der Inhalt der Abortgruben reichlich mit Kalkmilch zu übergießen. Das Ausleeren der Grube ist während der Dauer der Krankheitsgefahr tunlichst zu vermeiden.

Bei Cholera ist der Inhalt von Tonnen, Kübeln und dergleichen mit etwa der gleichen Menge Kalkmilch zu versetzen und nicht vor Ablauf von vierundzwanzig Stunden nach Zusatz des Desinfektionsmittels zu entleeren; die Tonnen, Kübel und dergleichen sind nach dem Entleeren außen reichlich mit Kalkmilch zu bestreichen. Ferner sind bei Cholera Pissoire mit verdünntem Kresolwasser oder Karbolsäurelösung zu desinfizieren.

3. Bei Cholera sind Düngerstätten, Rinnsteine und Kanäle mit reichlichen Mengen von Chlorkalkmilch oder Kalkmilch zu desinfizieren.

Das Gleiche gilt von infizierten Stellen auf Höfen, Straßen und Plätzen.

4. Krankenwagen, Krankentragen, Räderfahrbahren und dergleichen. Die Holz- und Metallteile der Decke, der Innen- und Außenwände, Trittbretter, Fenster, Räder usw. sowie die Lederüberzüge der Sitze und Bänke werden sorgfältig und wiederholt mit Lappen abgerieben, die mit verdünntem Kresolwasser, Karbolsäurelösung oder Sublimatlösung befeuchtet sind. Bei Metallteilen ist die Verwendung von Sublimatlösung tunlichst zu vermeiden. Kissen und Polster, soweit sie nicht mit

Leder überzogen sind, Teppiche, Decken usw. werden mit Wasserdampf oder nach Zif. 21 desinfiziert. Der Wagenboden wird mit Lappen und Schrubber, welche reichlich mit verdünntem Kresolwasser, Karbolsäurelösung oder Sublimatlösung getränkt sind, aufgescheuert.

Andere Personenfahrzeuge (Droschken, Straßen=bahnwagen, Boote usw.) sind in gleicher Weise zu desinfizieren.

25. Bei Cholera: Brunnen. Röhrenbrunnen lassen sich am besten durch Einleiten von strömendem Wasserdampf, unter Umständen auch mit Karbol=säurelösung, Kesselbrunnen durch Eingießen von Kalkmilch oder Chlorkalkmilch und Bestreichen der inneren Wände mit einem dieser Mittel desinfizieren.

26. Bei Cholera: Das Rohrnetz einer Wasser=leitung läßt sich durch Behandlung mit verdünnter Schwefelsäure desinfizieren, doch darf dies in jedem Falle nur mit Genehmigung der höheren Ver=waltungsbehörde und nur durch einen besonderen Sachverständigen geschehen.

27. Bei Pest: Die Desinfektion von Waren ist je nach ihrer Beschaffenheit mit einem der im § 30 bezeichneten Desinfektionsmittel vorzunehmen. Viel=fach wird es genügen, nur die Umhüllungen der Waren zu desinfizieren. Lose Waren, z. B. Getreide, und Waren mit schadhaften Umhüllungen können, wenn die Desinfektion ohne Beschädigung der Waren oder ihrer Umhüllung nicht ausführbar ist, durch Lagerung in einem vor Ratten sicheren Raume bis zur Dauer von höchstens zwei Wochen von dem Ansteckungsstoffe der Pest befreit werden.

28. Bei Pest: Etwa aufgefundene Tierkadaver sind in feuchte, mit verdünntem Kresolwasser, Karbolsäurelösung oder Sublimatlösung getränkte Lappen einzuschlagen, ohne daß sie dabei mit den bloßen Fingern berührt werden; alsdann sind sie durch gründliches Auskochen unschädlich zu machen oder besser sofort zu verbrennen oder, wenn beides nicht durchführbar ist, in einer mindestens 1 Meter tiefen Grube zu vergraben. Der Platz, auf welchem die Tierkadaver gefunden wurden, ist durch Übergießen mit verdünntem Kresolwasser, Karbolsäurelösung oder Sublimatlösung zu desinfizieren.

Zu Zif. 27 und 28:
**Die Einrichtung und Ausführung der Desinfektion
wird von den Gesundheitsbehörden veranlaßt.
Vgl. § 16 (3).)**

Anmerkung. Abweichungen von den Vorschriften unter Ziffern 1 bis 28 sind zulässig, soweit nach dem Gutachten des beamteten Arztes die Wirkung der Desinfektion gesichert ist.

Gesetz, betr. die Bekämpfung gemein= gefährlicher Krankheiten.

Vom 30. Juni 1900. (RGBl. S. 306).

Wir Wilhelm, von Gottes Gnaden Deutscher Kaiser,
    König von Preußen usw.
verordnen im Namen des Reichs, nach erfolgter Zu=
stimmung des Bundesrats und des Reichstags, was
folgt:

Anzeigepflicht.
§ 1.

Jede Erkrankung und jeder Todesfall an
    Aussatz (Lepra), Cholera (asiatischer), Fleckfieber
    (Flecktyphus), Gelbfieber, Pest (orientalischer
    Beulenpest), Pocken (Blattern),
sowie jeder Fall, welcher den Verdacht einer dieser Krank=
heiten erweckt, ist der für den Aufenthaltsort des Er=
krankten oder den Sterbeort zuständigen Polizeibehörde
unverzüglich anzuzeigen.

Wechselt der Erkrankte den Aufenthaltsort, so ist
dies unverzüglich bei der Polizeibehörde des bisherigen
und des neuen Aufenthaltsorts zur Anzeige zu bringen.

§ 2.

Zur Anzeige sind verpflichtet:
1. der zugezogene Arzt,
2. der Haushaltungsvorstand,

3. jede sonst mit der Behandlung oder Pflege des Erkrankten beschäftigte Person,

4. derjenige, in dessen Wohnung oder Behausung der Erkrankungs= oder Todesfall sich ereignet hat,

5. der Leichenschauer.

Die Verpflichtung der unter Nr. 2 bis 5 genannten Personen tritt nur dann ein, wenn ein früher genannter Verpflichteter nicht vorhanden ist.

§ 3.

Für Krankheits= und Todesfälle, welche sich in öffentlichen Kranken=, Entbindungs=, Pflege=, Gefan= genen= und ähnlichen Anstalten ereignen, ist der Vor= steher der Anstalt oder die von der zuständigen Stelle damit beauftragte Person ausschließlich zur Erstattung der Anzeige verpflichtet.

Auf Schiffen oder Flößen gilt als der zur Erstattung der Anzeige verpflichtete Haushaltungsvorstand der Schiffer oder Floßführer oder deren Stellvertreter. Der Bundesrat ist ermächtigt, Bestimmungen darüber zu erlassen, an wen bei Krankheits= und Todesfällen, welche auf Schiffen oder Flößen vorkommen, die Anzeige zu erstatten ist.

§ 4.

Die Anzeige kann mündlich oder schriftlich erstattet werden. Die Polizeibehörden haben auf Verlangen Meldekarten für schriftliche Anzeigen unentgeltlich zu ver= abfolgen.

§ 5.

Landesrechtliche Bestimmungen, welche eine weiter= gehende Anzeigepflicht begründen, werden durch dieses Gesetz nicht berührt.

Durch Beschluß des Bundesrats können die Vor=

schriften über die Anzeigepflicht (§§ 1 bis 4) auf andere als die im § 1 Abs. 1 genannten übertragbaren Krankheiten ausgedehnt werden.

Ermittelung der Krankheit.

§ 6.

Die Polizeibehörde muß, sobald sie von dem Ausbruch oder dem Verdachte des Auftretens einer der im § 1 Absatz 1 genannten Krankheiten (gemeingefährliche Krankheiten) Kenntnis erhält, den zuständigen beamteten Arzt benachrichtigen. Dieser hat alsdann unverzüglich an Ort und Stelle Ermittelungen über die Art, den Stand und die Ursache der Krankheit vorzunehmen und der Polizeibehörde eine Erklärung darüber abzugeben, ob der Ausbruch der Krankheit festgestellt oder der Verdacht des Ausbruchs begründet ist. In Notfällen kann der beamtete Arzt die Ermittelung auch vornehmen, ohne daß ihm eine Nachricht der Polizeibehörde zugegangen ist.

In Ortschaften mit mehr als 10000 Einwohnern ist nach den Bestimmungen des Abs. 1 auch dann zu verfahren, wenn Erkrankungs- oder Todesfälle in einem räumlich abgegrenzten Teile der Ortschaft, welcher von der Krankheit bis dahin verschont geblieben war, vorkommen.

Die höhere Verwaltungsbehörde kann Ermittelungen über jeden einzelnen Krankheits- oder Todesfall anordnen. Solange eine solche Anordnung nicht getroffen ist, sind nach der ersten Feststellung der Krankheit von dem beamteten Arzte Ermittelungen nur im Einverständnisse mit der unteren Verwaltungsbehörde und nur insoweit vorzunehmen, als dies erforderlich ist, um die Ausbreitung der Krankheit örtlich und zeitlich zu verfolgen.

7.

Dem beamteten Arzte ist, soweit er es zur Feststellung der Krankheit für erforderlich und ohne Schädigung des Kranken für zulässig hält, der Zutritt zu dem Kranken oder zur Leiche und die Vornahme der zu den Ermittelungen über die Krankheit erforderlichen Untersuchungen zu gestatten. Auch kann bei Cholera-, Gelbfieber- und Pestverdacht eine Öffnung der Leiche polizeilich angeordnet werden, insoweit der beamtete Arzt dies zur Feststellung der Krankheit für erforderlich hält.

Der behandelnde Arzt ist berechtigt, den Untersuchungen, insbesondere auch der Leichenöffnung beizuwohnen.

Die in §§ 2 und 3 aufgeführten Personen sind verpflichtet, über alle für die Entstehung und den Verlauf der Krankheit wichtigen Umstände dem beamteten Arzte und der zuständigen Behörde auf Befragen Auskunft zu erteilen.

§ 8.

Ist nach dem Gutachten des beamteten Arztes der Ausbruch der Krankheit festgestellt oder der Verdacht des Ausbruchs begründet, so hat die Polizeibehörde unverzüglich die erforderlichen Schutzmaßregeln zu treffen.

§ 9.

Bei Gefahr im Verzuge kann der beamtete Arzt schon vor dem Einschreiten der Polizeibehörde die zur Verhütung der Verbreitung der Krankheit zunächst erforderlichen Maßregeln anordnen. Der Vorsteher der Ortschaft hat den von dem beamteten Arzte getroffenen Anordnungen Folge zu leisten. Von den Anordnungen hat der beamtete Arzt der Polizeibehörde sofort schriftliche Mitteilung zu machen; sie bleiben solange in Kraft, bis von der zuständigen Behörde anderweite Verfügung getroffen wird.

§ 10.

Für Ortschaften und Bezirke, welche von einer gemeingefährlichen Krankheit befallen oder bedroht sind, kann durch die zuständige Behörde angeordnet werden, daß jede Leiche vor der Bestattung einer amtlichen Besichtigung (Leichenschau) zu unterwerfen ist.

Schutzmaßregeln.

§ 11.

Zur Verhütung der Verbreitung der gemeingefährlichen Krankheiten können für die Dauer der Krankheitsgefahr Absperrungs- und Aufsichtsmaßregeln nach Maßgabe der §§ 12 bis 21 polizeilich angeordnet werden.

Die Anfechtung der Anordnungen hat keine aufschiebende Wirkung.

§ 12.

Kranke und krankheits- oder ansteckungsverdächtige Personen können einer Beobachtung unterworfen werden. Eine Beschränkung in der Wahl des Aufenthalts oder der Arbeitsstätte ist zu diesem Zwecke nur bei Personen zulässig, welche obdachlos oder ohne festen Wohnsitz sind oder berufs- oder gewohnheitsmäßig umherziehen.

§ 13.

Die höhere Verwaltungsbehörde kann für den Umfang ihres Bezirkes oder für Teile desselben anordnen, daß zureisende Personen, sofern sie sich innerhalb einer zu bestimmenden Frist vor ihrer Ankunft in Ortschaften oder Bezirken aufgehalten haben, in welchen eine gemeingefährliche Krankheit ausgebrochen ist, nach ihrer Ankunft der Ortspolizeibehörde zu melden sind.

§ 14.

Für kranke und krankheits- oder ansteckungs-verdächtige Personen kann eine Absonderung angeordnet werden.

Die Absonderung kranker Personen hat derart zu erfolgen, daß der Kranke mit anderen als den zu seiner Pflege bestimmten Personen, dem Arzte oder dem Seelsorger nicht in Berührung kommt und eine Verbreitung der Krankheit tunlichst ausgeschlossen ist. Angehörigen und Urkundspersonen ist, insoweit es zur Erledigung wichtiger und dringender Angelegenheiten geboten ist, der Zutritt zu dem Kranken unter Beobachtung der erforderlichen Maßregeln gegen eine Weiterverbreitung der Krankheit gestattet. Werden auf Erfordern der Polizeibehörde in der Behausung des Kranken die nach dem Gutachten des beamteten Arztes zum Zwecke der Absonderung notwendigen Einrichtungen nicht getroffen, so kann, falls der beamtete Arzt es für unerläßlich und der behandelnde Arzt es ohne Schädigung des Kranken für zulässig erklärt, die Überführung des Kranken in ein geeignetes Krankenhaus oder in einen anderen geeigneten Unterkunftsraum angeordnet werden.

Auf die Absonderung krankheits- oder ansteckungs-verdächtiger Personen finden die Bestimmungen des Abs. 2 sinngemäße Anwendung. Jedoch dürfen krankheits- oder ansteckungsverdächtige Personen nicht iu demselben Raume mit kranken Personen untergebracht werden. Ansteckungsverdächtige Personen dürfen in demselben Raume mit krankheitsverdächtigen Personen nur untergebracht werden, soweit der beamtete Arzt es für zulässig hält.

Wohnungen oder Häuser, in welchen erkrankte Personen sich befinden, können kenntlich gemacht werden.

Für das berufsmäßige Pflegepersonal können Ver=
kehrsbeschränkungen angeordnet werden.

§ 15.

Die Landesbehörden sind befugt, für Ortschaften
und Bezirke, welche von einer gemeingefährlichen Krank=
heit befallen oder bedroht sind,

1. hinsichtlich der gewerbsmäßigen Herstellung, Be=
handlung und Aufbewahrung sowie hinsichtlich des
Vertriebs von Gegenständen, welche geeignet sind, die
Krankheit zu verbreiten, eine gesundheitspolizeiliche
Überwachung und die zur Verhütung der Verbreitung
der Krankheit erforderlichen Maßregeln anzuordnen,
die Ausfuhr von Gegenständen der bezeichneten Art
darf aber nur für Ortschaften verboten werden, in
denen Cholera, Fleckfieber, Pest oder Pocken aus=
gebrochen sind,

2. Gegenstände der in Nr. 1 bezeichneten Art vom
Gewerbebetrieb im Umherziehen auszuschließen,

3. die Abhaltung von Märkten, Messen und anderen
Veranstaltungen, welche eine Ansammlung größerer
Menschenmengen mit sich bringen, zu verbieten oder zu
beschränken,

4. die in der Schiffahrt, der Flößerei oder sonstigen
Transportbetrieben beschäftigten Personen einer gesund=
heitspolizeilichen Überwachung zu unterwerfen und
kranke, krankheits= oder ansteckungsverdächtige Personen
sowie Gegenstände, von denen anzunehmen ist, daß sie
mit dem Krankheitsstoffe behaftet sind, von der Be=
förderung auszuschließen,

5 den Schiffahrts= und Flößereiverkehr auf be=
stimmte Tageszeiten zu beschränken.

§ 16.

Jugendliche Personen aus Behausungen, in denen Erkrankungen vorgekommen sind, können zeitweilig vom Schul- und Unterrichtsbesuche fern gehalten werden. Hinsichtlich der sonstigen für die Schulen anzuordnenden Schutzmaßregeln bewendet es bei den landesrechtlichen Bestimmungen.

§ 17.

In Ortschaften, welche von Cholera, Fleckfieber, Pest oder Pocken befallen oder bedroht sind, sowie in deren Umgegend kann die Benutzung von Brunnen, Teichen, Seen, Wasserläufen, Wasserleitungen sowie der dem öffentlichen Gebrauche dienenden Bade-, Schwimm-, Wasch- und Bedürfnisanstalten verboten oder beschränkt werden.

§ 18.

Die gänzliche oder teilweise Räumung von Wohnungen und Gebäuden, in denen Erkrankungen vorgekommen sind, kann, insoweit der beamtete Arzt es zur wirksamen Bekämpfung der Krankheit für unerläßlich erklärt, angeordnet werden. Den betroffenen Bewohnern ist anderweit geeignete Unterkunft unentgeltlich zu bieten.

§ 19.

Für Gegenstände und Räume, von denen anzunehmen ist, daß sie mit dem Krankheitsstoffe behaftet sind, kann eine Desinfektion angeordnet werden.

Für Reisegepäck und Handelswaren ist bei Aussatz, Cholera und Gelbfieber die Anordnung der Desinfektion nur dann zulässig, wenn die Annahme, daß die Gegenstände mit dem Krankheitsstoffe behaftet sind, durch besondere Umstände begründet ist.

Ist die Desinfektion nicht ausführbar oder im Ver=
hältnisse zum Werte der Gegenstände zu kostspielig, so
kann die Vernichtung angeordnet werden.

§ 20.

Zum Schutze gegen Pest können Maßregeln zur
Vertilgung und Fernhaltung von Ratten, Mäusen und
anderem Ungeziefer angeordnet werden.

§ 21.

Für die Aufbewahrung, Einsargung, Beförderung
und Bestattung der Leichen von Personen, welche
an einer gemeingefährlichen Krankheit gestorben sind,
können besondere Vorsichtsmaßregeln angeordnet werden.

§ 22.

Die Bestimmungen über die Ausführung der in
den §§ 12 bis 21 vorgesehenen Schutzmaßregeln, insbe=
sondere der Desinfektion, werden vom Bundesrat er=
lassen.

§ 23.

Die zuständige Landesbehörde kann die Gemeinden
oder die weiteren Kommunalverbände dazu anhalten,
diejenigen Einrichtungen, welche zur Bekämpfung der
gemeingefährlichen Krankheiten notwendig sind, zu
treffen. Wegen Aufbringung der erforderlichen Kosten
findet die Bestimmung des § 37 Abs. 2 Anwendung.

§ 24.

Zur Verhütung der Einschleppung der gemein=
gefährlichen Krankheiten aus dem Auslande kann der
Einlaß der Seeschiffe von der Erfüllung gesundheits=
polizeilicher Vorschriften abhängig gemacht sowie

    1. der Einlaß anderer dem Personen= oder Fracht=
       verkehre dienenden Fahrzeuge,

2. die Ein= und Durchfuhr von Waren und Ge=
brauchsgegenständen,

3. der Eintritt und die Beförderung von Personen,
welche aus dem von der Krankheit befallenen
Lande kommen,

verboten oder beschränkt werden.

Der Bundesrat ist ermächtigt, Vorschriften über die
hiernach zu treffenden Maßregeln zu beschließen. Soweit
sich diese Vorschriften auf die gesundheitspolizeiliche
Überwachung der Seeschiffe beziehen, können sie auf den
Schiffsverkehr zwischen deutschen Häfen erstreckt werden.

§ 25.

Wenn eine gemeingefährliche Krankheit im Ausland
oder im Küstengebiete des Reichs ausgebrochen ist, so
bestimmt der Reichskanzler oder für das Gebiet des
zunächst bedrohten Bundesstaats im Einvernehmen mit
dem Reichskanzler die Landesregierung, wann und in
welchem Umfange die gemäß § 24 Abf. 2 erlassenen
Vorschriften in Vollzug zu setzen sind.

§ 26.

Der Bundesrat ist ermächtigt, Vorschriften über die
Ausstellung von Gesundheitspässen für die aus deutschen
Häfen ausgehenden Seeschiffe zu beschließen.

§ 27.

Der Bundesrat ist ermächtigt, über die bei der
Ausführung wissenschaftlicher Arbeiten mit Krankheits=
erregern zu beobachtenden Vorsichtsmaßregeln sowie
über den Verkehr mit Krankheitserregern und deren
Aufbewahrung Vorschriften zu erlassen.

Entschädigungen.

§ 28.

Personen, welche der Invalidenversicherung unterliegen, haben für die Zeit, während der sie auf Grund des § 12 in der Wahl des Aufenthalts oder der Arbeitsstätte beschränkt oder auf Grund des § 14 abgesondert sind, Anspruch auf eine Entschädigung wegen des ihnen dadurch entgangenen Arbeitsverdienstes, bei deren Berechnung als Tagesarbeitsverdienst der dreihundertste Teil des für die Invalidenversicherung maßgebenden Jahresarbeitsverdienstes zugrunde zu legen ist.

Dieser Anspruch fällt weg, insoweit auf Grund einer auf gesetzlicher Verpflichtung beruhenden Versicherung wegen einer mit Erwerbsunfähigkeit verbundenen Krankheit Unterstützung gewährt wird oder wenn eine Verpflegung auf öffentliche Kosten stattfindet.

§ 29.

Für Gegenstände, welche infolge einer nach Maßgabe dieses Gesetzes polizeilich angeordneten und überwachten Desinfektion derart beschädigt worden sind, daß sie zu ihrem bestimmungsmäßigen Gebrauche nicht weiter verwendet werden können, oder welche auf polizeiliche Anordnung vernichtet worden sind, ist, vorbehaltlich der in §§ 32 und 33 angegebenen Ausnahmen, auf Antrag Entschädigung zu gewähren.

§ 30.

Als Entschädigung soll der gemeine Wert des Gegenstandes gewährt werden ohne Rücksicht auf die Minderung des Wertes, welche sich aus der Annahme ergibt, daß der Gegenstand mit Krankheitsstoff behaftet sei. Wird der Gegenstand nur beschädigt oder teilweise ver-

nichtet, so ist der verbleibende Wert auf die Entschädi=
gung anzurechnen.

§ 31.

Die Entschädigung wird, sofern ein anderer Be=
rechtigter nicht bekannt ist, demjenigen gezahlt, in dessen
Gewahrsam sich der beschädigte oder vernichtete
Gegenstand zur Zeit der Desinfektion befand. Mit
dieser Zahlung erlischt jede Entschädigungsverpflichtung
aus § 29.

§ 32.

Eine Entschädigung auf Grund dieses Gesetzes wird
nicht gewährt:

1. für Gegenstände, welche im Eigentume des Reichs,
eines Bundesstaats, oder einer kommunalen Körperschaft
sich befinden;

2. für Gegenstände, welche entgegen einem auf Grund
des § 15 Nr. 1 oder des § 24 erlassenen Verbot aus=
oder eingeführt worden sind.

§ 33.

Der Anspruch auf Entschädigung fällt weg:

1. wenn derjenige, welchem die Entschädigung zu=
stehen würde, die beschädigten oder vernichteten Gegen=
stände oder einzelne derselben an sich gebracht hat, ob=
wohl er wußte oder den Umständen nach annehmen
mußte, daß dieselben bereits mit dem Krankheitsstoffe
behaftet oder auf polizeiliche Anordnung zu desinfizieren
waren;

2. wenn derjenige, welchem die Entschädigung zu=
stehen würde oder in dessen Gewahrsam die beschädigten
oder vernichteten Gegenstände sich befanden, zu der Des=
infektion durch eine Zuwiderhandlung gegen dieses Gesetz
oder eine auf Grund desselben getroffene Anordnung
Veranlassung gegeben hat.

§ 34.

Die Kosten der Entschädigungen sind aus öffentlichen Mitteln zu bestreiten. Im übrigen bleibt der landesrechtlichen Regelung vorbehalten, Bestimmungen darüber zu treffen:

1. von wem die Entschädigung zu gewähren und wie dieselbe aufzubringen ist,

2. binnen welcher Frist der Entschädigungsanspruch geltend zu machen ist,

3. wie die Entschädigung zu ermitteln und festzustellen ist.

Allgemeine Vorschriften.

§ 35.

Die dem allgemeinen Gebrauche dienenden Einrichtungen für Versorgung mit Trink- oder Wirtschaftswasser und für Fortschaffung der Abfallstoffe sind fortlaufend durch staatliche Beamte zu überwachen.

Die Gemeinden sind verpflichtet, für die Beseitigung der vorgefundenen gesundheitsgefährlichen Mißstände Sorge zu tragen. Sie können nach Maßgabe ihrer Leistungsfähigkeit zur Herstellung von Einrichtungen der im Abs. 1 bezeichneten Art, sofern dieselben zum Schutze gegen übertragbare Krankheiten erforderlich sind, jederzeit angehalten werden.

Das Verfahren, in welchem über die hiernach gegen die Gemeinden zulässigen Anordnungen zu entscheiden ist, richtet sich nach Landesrecht.

§ 36.

Beamtete Ärzte im Sinne dieses Gesetzes sind Ärzte, welche vom Staate angestellt sind oder deren Anstellung mit Zustimmung des Staates erfolgt ist.

An Stelle der beamteten Ärzte können im Falle ihrer Behinderung oder aus sonstigen dringenden Gründen andere Ärzte zugezogen werden. Innerhalb des von ihnen übernommenen Auftrags gelten die letzteren als beamtete Ärzte und sind befugt und verpflichtet, diejenigen Amtsverrichtungen wahrzunehmen, welche in diesem Gesetz oder in den hierzu ergangenen Ausführungsbestimmungen den beamteten Ärzten übertragen sind.

§ 37.

Die Anordnung und Leitung der Abwehr- und Unterdrückungsmaßregeln liegt den Landesregierungen und deren Organen ob.

Die Zuständigkeit der Behörden und die Aufbringung der entstehenden Kosten regelt sich nach Landesrecht.

Die Kosten der auf Grund des § 6 angestellten behördlichen Ermittelungen, der Beobachtung in den Fällen des § 12, ferner auf Antrag die Kosten der auf Grund des § 19 polizeilich angeordneten und überwachten Desinfektion und der auf Grund des § 21 angeordneten besonderen Vorsichtsmaßregeln für die Aufbewahrung, Einsargung, Beförderung und Bestattung der Leichen sind aus öffentlichen Mitteln zu bestreiten.

Die Landesregierungen bestimmen, welche Körperschaften unter der Bezeichnung Gemeinde, weiterer Kommunalverband und kommunale Körperschaft zu verstehen sind.

§ 38.

Die Behörden der Bundesstaaten sind verpflichtet, sich bei der Bekämpfung übertragbarer Krankheiten gegenseitig zu unterstützen.

§ 39.

Die Ausführung der nach Maßgabe dieses Gesetzes zu ergreifenden Schutzmaßregeln liegt, insoweit davon

1. dem aktiven Heere oder der aktiven Marine angehörende Militärpersonen,

2. Personen, welche in militärischen Dienstgebäuden oder auf den zur Kaiserlichen Marine gehörigen oder von ihr gemieteten Schiffen und Fahrzeugen untergebracht sind,

3. marschierende oder auf dem Transporte befindliche Militärpersonen und Truppenteile des Heeres und der Marine sowie die Ausrüstungs- und Gebrauchsgegenstände derselben,

4. ausschließlich von der Militär- oder Marineverwaltung benutzte Grundstücke und Einrichtungen

betroffen werden, den Militär- und Marinebehörden ob.

Auf Truppenübungen finden die nach diesem Gesetze zulässigen Verkehrsbeschränkungen keine Anwendung.

Der Bundesrat hat darüber Bestimmung zu treffen, inwieweit von dem Auftreten des Verdachts und von dem Ausbruch einer übertragbaren Krankheit sowie von dem Verlauf und dem Erlöschen der Krankheit sich die Militär- und Polizeibehörden gegenseitig in Kenntnis zu setzen haben.

§ 40.

Für den Eisenbahn-, Post- und Telegraphenverkehr sowie für Schiffahrtsbetriebe, welche im Anschluß an den Eisenbahnverkehr geführt werden und der staatlichen Eisenbahnaufsichtsbehörde unterstellt sind, liegt die Ausführung der nach Maßgabe dieses Gesetzes zu ergreifenden Schutzmaßregeln ausschließlich den zuständigen Reichs- und Landesbehörden ob.

Inwieweit die auf Grund dieses Gesetzes polizeilich angeordneten Verkehrsbeschränkungen und Desinfektions=
maßnahmen

1. auf Personen, welche während der Beförderung als krank, krankheits= oder ansteckungsverdächtig befunden werden,

2. auf die im Dienste befindlichen oder aus dienst= licher Veranlassung vorübergehend außerhalb ihres Wohnsitzes sich aufhaltenden Beamten und Arbeiter der Eisenbahn=, Post= und Telegraphen= verwaltungen sowie der genannten Schiffahrts= betriebe

Anwendung finden, bestimmt der Bundesrat.

§ 41.

Dem Reichskanzler liegt ob, die Ausführung dieses Gesetzes und der auf Grund desselben erlassenen An= ordnungen zu überwachen.

Wenn zur Bekämpfung der gemeingefährlichen Krankheiten Maßregeln erforderlich sind, von welchen die Gebiete mehrerer Bundesstaaten betroffen werden, so hat der Reichskanzler oder ein von ihm bestellter Kommissar für Herstellung und Erhaltung der Einheit in den Anordnungen der Landesbehörden zu sorgen und zu diesem Behufe das Erforderliche zu bestimmen, in dringenden Fällen auch die Landesbehörden un= mittelbar mit Anweisungen zu versehen.

§ 42.

Ist in einer Ortschaft der Ausbruch einer gemein= gefährlichen Krankheit festgestellt, so ist das Kaiserliche Gesundheitsamt hiervon sofort auf kürzestem Wege zu benachrichtigen. Der Bundesrat ist ermächtigt, zu be= stimmen, inwieweit im späteren Verlaufe dem Kaiser=

lichen Gesundheitsamte Mitteilungen über Erkrankungs=
und Todesfälle zu machen sind.

§ 43.

In Verbindung mit dem Kaiserlichen Gesundheits=
amte wird ein Reichs=Gesundheitsrat gebildet. Die Ge=
schäftsordnung wird vom Reichskanzler mit Zustimmung
des Bundesrats festgestellt. Die Mitglieder werden
vom Bundesrat gewählt.

Der Reichs=Gesundheitsrat hat das Gesundheitsamt
bei der Erfüllung der diesem Amte zugewiesenen Auf=
gaben zu unterstützen. Er ist befugt, den Landes=
behörden auf Ansuchen Rat zu erteilen. Er kann sich,
um Auskunft zu erhalten, mit den ihm zu diesem
Zwecke zu bezeichnenden Landesbehörden unmittelbar in
Verbindung setzen, sowie Vertreter absenden, welche
unter Mitwirkung der zuständigen Landesbehörden Auf=
klärungen an Ort und Stelle einziehen.

Strafvorschriften.

§ 44.

Mit Gefängnis bis zu drei Jahren wird bestraft:

1. wer wissentlich bewegliche Gegenstände, für welche
eine Desinfektion polizeilich angeordnet war, vor Aus=
führung der angeordneten Desinfektion in Gebrauch
nimmt, an andere überläßt oder sonst in Verkehr
bringt;

2. wer wissentlich Kleidungsstücke, Leibwäsche, Bett=
zeug oder sonstige bewegliche Gegenstände, welche von
Personen, die an einer gemeingefährlichen Krankheit
litten, während der Erkrankung gebraucht oder bei
deren Behandlung oder Pflege benutzt worden sind, in
Gebrauch nimmt, an andere überläßt oder sonst in
Verkehr bringt, bevor sie den auf Grund des § 22 vom

Bundesrate beschlossenen Bestimmungen entsprechend desinfiziert worden sind;

3. wer wissentlich Fahrzeuge oder sonstige Gerätschaften, welche zur Beförderung von Kranken oder Verstorbenen der in Nr. 2 bezeichneten Art gedient haben, vor Ausführung der polizeilich angeordneten Desinfektion benutzt oder anderen zur Benutzung überläßt.

Sind mildernde Umstände vorhanden, so kann auf Geldstrafe bis zu 1500 Mark erkannt werden.

§ 45.

Mit Geldstrafe von 10 bis 150 Mark oder mit Haft nicht unter 1 Woche wird bestraft:

1. wer die ihm nach den §§ 2, 3 oder nach den auf Grund des § 5 vom Bundesrate beschlossenen Vorschriften obliegende Anzeige unterläßt oder länger als 24 Stunden, nachdem er von der anzuzeigenden Tatsache Kenntnis erhalten hat, verzögert. Die Strafverfolgung tritt nicht ein, wenn die Anzeige, obwohl nicht von dem zunächst Verpflichteten, doch rechtzeitig gemacht worden ist;

2. wer im Falle des § 7 dem beamteten Arzte den Zutritt zu dem Kranken oder zur Leiche oder die Vornahme der erforderlichen Untersuchungen verweigert;

3. wer den Bestimmungen im § 7 Abs. 3 zuwider über die daselbst bezeichneten Umstände dem beamteten Arzte oder der zuständigen Behörde die Auskunft verweigert oder wissentlich unrichtige Angaben macht;

4. wer den auf Grund des § 13 erlassenen Anordnungen zuwiderhandelt.

§ 46.

Mit Geldstrafe bis zu 150 Mark oder mit Haft wird,

sofern nicht nach den bestehenden gesetzlichen Bestimmungen eine höhere Strafe verwirkt ist, bestraft:

1. wer den im Falle des § 9 von dem beamteten Arzte oder dem Vorsteher der Ortschaft getroffenen vorläufigen Anordnungen oder den auf Grund des § 10 von der zuständigen Behörde erlassenen Anordnungen zuwiderhandelt;

2. wer den auf Grund des § 12, des § 14 Abs. 5, der §§ 15, 17, 19 bis 22 getroffenen polizeilichen Anordnungen zuwiderhandelt;

4. wer den auf Grund der § 24, 26, 27 erlassenen Vorschriften zuwiderhandelt.

Schlußbestimmungen.

§ 47.

Die vom Bundesrate zur Ausführung dieses Gesetzes erlassenen allgemeinen Bestimmungen sind dem Reichstage zur Kenntnis mitzuteilen.

§ 48.

Landesrechtliche Vorschriften über die Bekämpfung anderer als der im § 1 Abs. 1 genannten übertragbaren Krankheiten werden durch dieses Gesetz nicht berührt.

§ 49.

Dieses Gesetz tritt mit dem Tage der Verkündung in Kraft.

Urkundlich unter Unserer Höchsteigenhändigen Unterschrift und beigedrucktem Kaiserlichen Insiegel.

Gegeben Travemünde, den 30. Juni 1900.

(L. S.)   Wilhelm.

Graf von Posadowsky.

<u>**Anlage 2**</u>

Zusammenstellung

der in den einzelnen Bundesstaaten als „be=
amtete Ärzte" geltenden Ärzte und Medizinal=
beamten (j. § 2 Abj. 1 der Anweijung).

1. In Preußen: die Kreisärzte, die Kreisaſſiſtenz=
   ärzte, in Stadtkreiſen die mit der Wahrnehmung
   der kreisärztlichen Obliegenheiten beauftragten Stadt=
   ärzte, in Hafenorten die Hafen= und Quarantäne=
   ärzte, außerdem die als Kommiſſare der Regierungs=
   präſidenten, der Oberpräſidenten und des Miniſters
   der Medizinal=Angelegenheiten an Ort und Stelle
   entſandten beſonderen Sachverſtändigen.

2. In Bayern: die Bezirksärzte und die bezirks=
   ärztlichen Stellvertreter.

3. In Sachſen: die Bezirksärzte.

4. In Württemberg: die Oberamtsärzte (in Stutt=
   gart der Stadtdirektionsarzt).

5. In Baden: die Großherzoglichen Bezirksärzte und
   Bezirksaſſiſtenzärzte.

6. In Heſſen: die Kreisärzte der 18 Kreisgeſundheits=
   ämter, die zweiten Beamten bei dieſen Stellen und
   der bei der Zellenſtrafanſtalt in Bußbach ange=
   ſtellte Arzt.

7. In Mecklenburg-Schwerin: die Kreisphysiker.

8. In Sachsen-Weimar: die Großherzoglichen Bezirksärzte und der Kommissar des Staatsministeriums.

9. In Mecklenburg-Strelitz: die Distriktsphysiker.

10. In Oldenburg: für das Herzogtum Oldenburg der Landphysikus und Landgerichtsarzt sowie die Amtsärzte;

für das Fürstentum Lübeck der Physikus;

für das Fürstentum Birkenfeld der Landesarzt.

11. In Braunschweig: die Herzoglichen Physici.

12. In Sachsen-Meiningen: die Herzoglichen Physiker.

13. In Sachsen-Altenburg: die Bezirksärzte.

14. In Sachsen-Coburg und Gotha: die Amts- und Stadtphysici.

15. In Anhalt: die Herzoglichen Kreisphysiker und der Regierungs-Medizinalrat bei der Herzogl. Regierung, Abteilung des Innern, in Dessau.

16. In Schwarzburg-Sondershausen: der Medizinalreferent des Fürstlichen Ministeriums und die Bezirksphysiker.

17. In Schwarzburg-Rudolstadt: der Medizinalreferent im Fürstlichen Ministerium, die Bezirksphysiker und deren Stellvertreter.

18. In Waldeck: die Kreisphysiker und der Oberlandphysikus.

19. In Reuß älterer Linie: die Fürstlichen Physici.

20. In Reuß jüngerer Linie: die Bezirksärzte.

21. In Schaumburg=Lippe: die Kreisphysiker.

22. In Lippe: die Physici und als Stellvertreter die Kreiswundärzte.

23. In Lübeck: der Physikus und der Polizeiarzt sowie für Travemünde der Quarantänearzt.

24. In Bremen: die Kreisärzte, die Hafenärzte und der Quarantänearzt, ferner der Geschäftsführer des Gesundheitsrates oder ein besonders beauf= tragtes Mitglied dieser Behörde.

25. In Hamburg: die Stadtärzte, der Hafenarzt, die ärztlichen Hilfsarbeiter der Stadtärzte und des Hafenarztes, der Amtsphysikus in Curhaven und der Amtsphysikus in Bergedorf.

26. In Elsaß=Lothringen: die Kreisärzte. Im Falle der Behinderung eines Kreisarztes ist der Kreisdirektor (in den Städten Straßburg, Metz und Mülhausen der Polizeidirektor) befugt, die Kantonalärzte zu den Geschäften des beamteten Arztes heranzuziehen.